DE LA

MÉDICATION ANTISEPTIQUE INTERNE

DANGERS POSSIBLES DE CETTE MÉDICATION

OBSERVATIONS

PAR

M. le Docteur P. DIGNAT

Lauréat et ancien Chef de Clinique médicale de la Faculté de médecine de Bordeaux
Secrétaire général adjoint de la Société de médecine et de chirurgie pratiques
de Paris, etc., etc...

Communication faite à la Société de médecine et chirurgie pratiques de Paris

SÉANCE DU 7 JUIN 1894

CLERMONT (OISE)
IMPRIMERIE DAIX FRÈRES
3, PLACE SAINT-ANDRÉ, 3

—

1894

DE LA

MÉDICATION ANTISEPTIQUE INTERNE

DANGERS POSSIBLES DE CETTE MÉDICATION

OBSERVATIONS

Par M. le Docteur DIGNAT

Une des conséquences les plus importantes de la doctrine microbienne a été l'introduction dans la thérapeutique interne des médicaments dits « *antiseptiques* », c'est-à-dire, des médicaments capables, selon la définition donnée par M. Bouchard, « d'impressionner directement la vie, la multiplication ou le fonctionnement des microbes, à dose inoffensive pour l'homme » (1).

Ces médicaments, empruntés soit à la chimie minérale, soit à la chimie organique, sont, à l'heure actuelle, déjà fort nombreux, et chaque jour fait assister à la découverte de quelque autre nouveau.

Nous pouvons citer, par exemple : au nombre des antiseptiques fournis par la chimie minérale, l'acide borique, les sels de cuivre, d'argent, de mercure, principalement le bichlorure, le biiodure ; au nombre de ceux qui sont tirés de la chimie organique, certains hydrocarbures saturés, tels que l'iodoforme, l'iodol, l'acide lactique ; certains hydrocarbures de la série aromatique, dérivés de la benzine, soit du groupe méthyl, soit surtout du groupe phényl (acide phénique, créosote, gaïacol, résorcine, salol, thymol, etc.), soit encore du groupe naphtyl (ichtyol, naphtol, benzonaphtol) ; d'autre part, enfin, certains alcaloïdes, dont nous ne nommerons qu'un seul, bien connu, l'antipyrine.

De tous ces médicaments, il en est, à vrai dire, dont l'emploi en thérapeutique interne est encore assez restreint. D'autres, au contraire, sont d'un usage courant, soit qu'on les administre aux malades par la voie stomacale ou par la voie intestinale, soit qu'on les fasse pénétrer dans l'économie suivant la méthode hypodermique, si en faveur aujourd'hui. Le salol, l'iodoforme, le naphtol, la créosote, le gaïacol sont de ce nombre. Ceux-ci, du reste, occu-

(1) Bouchard. *Thérapeutique des maladies infectieuses*. Paris, 1889.

pent dans l'arsenal thérapeutique de notre époque une place telle qu'il semblerait presque impossible de traiter sans eux n'importe quelle affection, s'agirait-il d'une simple névralgie a frigore, ou aurait-on affaire à une fièvre typhoïde des plus graves.

Et, il est fort naturel, en somme, qu'il en soit ainsi, du moment que, dans la pathogénie d'une maladie quelconque, il est admis, avec raison quelquefois, mais plus souvent peut-être à tort, qu'on doive tout attribuer au microbe, et au microbe exclusivement.

Rien de plus rationnel alors, en apparence du moins, que de recourir à des agents capables soit de détruire ce dernier, soit de l'empêcher de sécréter sa toxine ou tout au moins de neutraliser celle-ci.

Mais quelque légitimée que puisse paraître une médication, il ne faudrait pourtant pas que le remède employé fût pire que le mal. Si, avant tout, il paraît indispensable de recourir aux antiseptiques, il est aussi indispensable que ceux-ci soient employés à doses suffisantes pour produire les effets recherchés, mais insuffisantes néanmoins pour provoquer des accidents. C'est là une condition essentielle en dehors de laquelle la médication antiseptique interne ou bien risque de n'être plus, comme beaucoup d'autres médications d'ailleurs, qu'illusoire, ou bien devient fort dangereuse.

Or cette condition est-elle si facilement réalisable ? Pour notre part, nous nous permettons d'en douter.

Nous avons eu l'occasion, en effet, d'observer au cours de ces dernières années, dans notre pratique personnelle, un certain nombre de cas dans lesquels l'emploi à l'intérieur de divers antiseptiques nous paraît avoir manifestement déterminé quelques accidents. Assurément ceux-ci ne présentaient pas toujours les mêmes caractères de gravité. Il en est même quelques-uns qui seraient passés inaperçus pour nous si notre attention n'avait été mise en éveil par des faits analogues, mais beaucoup plus saillants. C'est ainsi que nous avons été amené, après coup, à attribuer sans hésitation aucune au même ordre de cause certains symptômes de l'apparition desquels nous avions été informé, par les malades, mais dont nous avions négligé, sur le moment, de nous occuper, soit qu'ils nous aient paru n'avoir aucune gravité, soit que nous les ayons confondus avec les symptômes ordinaires de l'affection que nous étions appelé à combattre.

Au nombre de ces accidents, sans gravité apparente d'ailleurs, nous signalerons simplement ici, sans insister davantage, les troubles digestifs qui fort souvent succèdent à l'emploi du salol, de l'iodoforme, ou de la créosote, administrés à l'intérieur.

Il est peu de médecins qui n'aient eu, comme nous, l'occasion de constater des faits de ce genre. Ce sont, en effet, des accidents communs, si communs même, surtout lorsqu'il s'agit du salol, que nous pourrions citer des confrères qui ont définitivement renoncé à prescrire à leurs malades cette dernière substance.

Mais il est d'autres cas où les accidents sont beaucoup plus graves, soit que les troubles digestifs signalés plus haut revêtent un caractère plus sérieux, soit que certaines complications apparaissent du côté d'autres organes essentiels tels que les reins.

A ce propos, nous croyons faire œuvre utile en relatant ici quelques faits de ce genre qu'il nous a été donné d'observer de très près, ainsi qu'on va le voir.

Le premier de tous est l'observation de M. S..., employé de commerce, âgé de 42 ans, auprès de qui nous fûmes appelé dans le courant du mois de mai 1891.

Depuis la veille au matin presque au moment de notre visite, soit depuis plus de 24 heures, le malade n'avait, pour ainsi dire pas uriné (un quart de verre d'urine à peine) et il se plaignait en outre de douleurs lombaires sans fixité, apparues dans la nuit.

M. S.. était venu nous consulter, trois jours auparavant, pour des troubles digestifs suivis de violents maux de tête qui, disait-il, survenaient aussitôt qu'il avait mangé, et nous lui avions conseillé alors de prendre à chacun des deux principaux repas deux cachets dans la composition desquels nous avions fait entrer cinquante centigrammes de salol.

D'autre part, c'était la première fois qu'il lui arrivait un accident analogue à celui pour lequel il nous avait fait appeler, et M. S... affirmait que ni la veille, ni les jours précédents il ne s'était aucunement exposé au froid ou à l'humidité, et qu'il n'avait fait aucun excès.

A la palpation hypogastrique, la vessie paraît vide, et nous ne constatons du côté des divers organes rien de particulier.

Vu l'absence des symptômes nous permettant de songer soit à une anurie d'origine calculeuse, soit à une néphrite toxique ou autre, nous nous arrêtons, tout en faisant quelques réserves, au diagnostic de congestion rénale à frigore et nous prescrivons des applications de ventouses sèches sur la région lombaire, le repos complet à la chaleur, et le régime lacté exclusif.

Le soir même, notre malade nous fait rappeler : Anurie toujours persistante ; en outre, il a eu de légers frissons dans l'après-midi. Température 37°1. La quantité de lait absorbée depuis le matin équivaut à 1 litre et demi. — Prescription : frictions térébenthinées au niveau des reins, et lait.

Le lendemain, dès la première heure, M. S. nous faisait informer qu'il avait uriné abondamment dans la nuit, qu'il se sentait à l'heure actuelle très bien, et qu'il était, par conséquent, inutile de nous déranger davantage pour lui.

Mais, huit jours ne s'étaient pas écoulés que, de nouveau, il nous priait de passer chez lui.

A notre visite il nous apprend que, depuis la veille, midi, il n'a pas uriné une seule fois. Comme précédemment, il éprouve quelques douleurs légères dans la région des reins, et nous constatons, cette fois encore, que la vessie est vide.

M. S... nous affirme cependant que depuis la première crise il a été très prudent, qu'il a évité soigneusement toute cause de refroidissement, et que son régime alimentaire a été très surveillé. D'ailleurs depuis la veille au soir, il n'a bu que du lait. — Enfin, il nous montre le résultat d'une analyse d'urine à laquelle, sur les conseils que nous lui avions donné, au cours de nos visites précédentes, il a fait procéder, trois jours auparavant. Urines normales, d'après l'analyse en question.

De nouveau, nous prescrivons des frictions térébenthinées sur la région lombaire, et invitons le malade à boire le plus de lait possible, mais rien que du lait.

Le lendemain matin, nous constatons le même état. — Même prescription à laquelle nous ajoutons une potion contenant 5 grammes d'acétate d'ammoniaque à prendre par cuillerées d'heure en heure.

Seconde visite le soir: Le malade n'a pas encore uriné ; mais il a eu des sueurs abondantes, et les sensations douloureuses qu'il éprouvait dans la région des lombes ont disparu. Pas de fièvre.

Nous revoyons M. S... le lendemain. — Cette fois nous apprenons qu'il a uriné deux fois dans la nuit. Les urines rendues sont troubles et foncées ; leur quantite mesurée, en notre présence, égale environ 300 à 350 grammes. Nous invitons le malade à observer toujours le régime lacté.

Le jour suivant, M. S... tout à fait rétabli nous montrait près de deux litres d'urines claires et limpides qu'il avait expulsées depuis la veille.

A ce moment, il nous fait part d'une remarque : les deux crises d'anurie qu'il a eues ont succédé à l'absorption des cachets que nous lui avions prescrits. Avant la première crise, il en avait absorbé six : une fois cette crise terminée, il avait négligé d'en reprendre l'usage, et ce n'est que l'avant-veille du jour où nous étions de nouveau rappelé qu'il avait recommencé à en prendre : deux au repas de midi, et deux au repas du soir.

Nous crûmes devoir conseiller à M. S... de cesser à l'avenir l'usage de ces cachets, et bien il se trouva de ce conseil, car dès cet instant, aucun accident du genre de celui qu'il avait éprouvé deux fois à de très courts intervalles ne s'était reproduit.

Il y avait là un fait assez convaincant pour que rectifiant notre premier diagnostic, nous attribuions dès lors au salol des congestions rénales que nous avions attribuées à tort au refroidissement.

Du reste, cette manière de voir ne devait pas tarder à être confirmée par un nouveau fait.

Le 7 mai de l'année suivante (1892) nous conduisions auprès d'un chirurgien des hôpitaux des plus distingués, un de nos clients, âgé d'une trentaine d'années à peine, et qui, à la suite de deux blennorrhagies déjà anciennes, avait contracté une uréthrite postérieure chronique, fort légère à la vérité, mais dont s'affectait beaucoup notre malade, sujet très nerveux et très impressionnable de son naturel, et pour tout dire aussi, neurasthénique.

Cette consultation avait été motivée par ce fait que nous avions refusé de céder aux instances de notre client, lequel désirait, dans son impatience de guérir définitivement, que nous pratiquions dans son canal des instillations de nitrate d'argent.

Après examen, le chirurgien consultant, partageant lui aussi nos répugnances dans le cas particulier pour les instillations demandées, et, considérant qu'il était nécessaire avant tout de traiter l'état général, prescrivit des douches et à chaque repas 1 gramme à 1 gramme 50 de salol.

Trois jours plus tard, nous recevions la visite de M. X..., lequel se plaignait de mal digérer et aussi d'uriner moins que d'habitude. Nous n'attachâmes pas, pour le moment, d'autre importance à cette déclaration. Mais il n'en fut plus de même, lorsque, plusieurs jours après, le même malade nous déclarait uriner de moins en moins, et ressentir des douleurs vagues dans la région des lombes.

Cette fois, nous lui conseillâmes de cesser complètement l'usage du salol, tout en continuant les douches ; nous pûmes constater dès ce jour la disparition définitive de l'anurie, des troubles digestifs et aussi des douleurs rénales.

Ces deux faits semblent donc démontrer clairement que, chez certains sujets, le salol, bien qu'administré à des doses moyennes, peut déterminer non seulement des troubles digestifs, mais aussi, ce qui devient plus grave, des accidents congestifs du côté des voies rénales.

Mais le salol n'est pas le seul des médicaments antiseptiques internes, usuellement employés, qui puisse causer des accidents du côté des reins. Le gaïacol, lui aussi, peut être incriminé en certaines circonstances.

Nous soignons, en ce moment, une jeune dame de vingt-huit ans, Mme V...., atteinte de tuberculose pulmonaire au début.

Cette dame n'a commencé à se faire traiter qu'à partir du mois de février dernier. — Elle était à ce moment dans une ville du littoral méditerranéen. Fatiguée par une toux persistante qui avait débuté au commencement de l'hiver, mais à laquelle elle n'avait attaché aucune importance, elle se décida à cette époque à prendre l'avis d'un médecin de l'endroit.

Celui-ci l'avertit de la gravité possible de son état, et lui conseilla un traitement ayant pour base des injections hypodermiques de gaïacol en solution huileuse, à raison de deux injections par semaine.

Huit de ces injections furent pratiquées. Dès la troisième, la malade fut frappée de voir ses urines diminuer. Elle en parla au médecin traitant, lequel ne crut pas devoir y attacher d'importance. Cependant, après chacune des injections suivantes, le même accident se reproduisait, s'accompagnant aussi de douleurs dans les lombes.

A ces moments, nous a-t-il été dit, la quantité des urines émises n'atteignait guère plus d'un verre et demi dans les 24 heures consécutives à l'injection.

Prétextant son départ prochain, la malade interrompit donc son traitement jusqu'au mois d'avril, époque à laquelle, étant retournée à Paris, nous fûmes appelé à notre tour à lui donner nos soins.

Or, le récit des accidents ci-dessus relatés nous frappa tellement que, contrairement à l'habitude que nous avons d'introduire dans le traitement des tuberculeux les préparations de créosote, nous crûmes devoir, dans le cas particulier, faire une exception à cette règle, et proscrire l'usage chez Mme V... de tout antiseptique interne, nous bornant à lui conseiller des toniques, des préparations de phosphate de chaux, de l'arséniate de soude et des révulsions locales.

Il va sans dire que, jusqu'à ce jour, nous n'avons constaté chez notre malade, que nous voyons régulièrement chaque semaine, d'accidents semblables à ceux qu'elle avait présentées durant la dernière période de son séjour dans le midi.

Il est peu probable qu'il en eût été de même si nous lui avions conseillé une préparation antiseptique quelconque.

Les observations qui précèdent nous semblent assez concluantes. Aussi croyons-nous être en droit d'avancer que si les antiseptiques administrés à l'intérieur peuvent, en beaucoup de cas assurément, être supportés par l'économie sans que celle-ci en paraisse, immédiatement du moins, incommodée, il est des circonstances dans lesquelles l'emploi de cette catégorie de médicaments ne laisse pas que de présenter de très graves inconvénients.

On nous objectera peut-être que les crises d'anurie que nous venons de relater pouvaient avoir toute autre cause que la médication incriminée par nous. Mais quelle serait cette cause ?

Rien, chez aucun de nos malades, ne permet de songer soit à une oblitération mécanique (calculeuse, par exemple) ou organique des uretères ; rien non plus n'autorise à diagnostiquer une affection chronique des reins ; d'autre part, nous avons vu, au sujet du malade dont nous avons, en premier lieu, raconté l'histoire, quelles incertitudes entouraient l'hypothèse d'un refroidissement ayant pu déterminer une congestion a frigore. Il ne reste donc plus qu'une autre hypothèse à envisager : celle d'une anurie nerveuse, celle-ci étant d'ailleurs un symptôme assez fréquemment observé chez les névropathes.

Nous ferons observer pourtant que si sur nos trois malades, les deux derniers peuvent être considérés comme des névropathes, le premier ne peut passer pour tel. D'autre part, nous ferons remarquer que les symptômes douloureux du côté de la région lombaire accusés par tous nos malades ne ressemblent aucunement à la rachialgie ni à la cystalgie si fréquentes chez les hystériques atteints d'anurie ; que le début de l'anurie a été, dans nos observations, brusque et non graduel, ainsi qu'il arrive dans l'hystérie ; enfin, que, contrairement à ce qui se passe dans cette dernière affection, les crises observées ont été continues et non interrompues, comme cela se produit presque toujours dans l'anurie nerveuse.

Et puis, argument qui a bien quelque valeur, on se rappellera que les urines émises à la suite de l'anurie observée chez notre premier malade présentait une coloration foncée, presque brune, coloration rappelant celle qu'on retrouve dans les cas d'intoxication par l'acide phénique, mais qu'on n'observe jamais dans les urines que les nerveux rendent en abondance une fois leur crise d'anurie terminée.

Pour ces motifs nous persistons donc à soutenir, sans crainte d'un démenti, que seules les substances médicamenteuses employées par nos malades, doivent être incriminées.

Et pourtant, il est juste de reconnaître que les doses étaient relativement faibles dans chaque cas ; mais, il n'y a dans ce fait, rien qui doive surprendre, car, on sait que la tolérance de l'organisme pour un même médicament quel qu'il soit, varie souvent avec les individus. Toutefois cette particularité a son importance, puisqu'elle doit rendre le médecin encore plus circonspect dans l'emploi des médicaments antiseptiques internes, même les plus communs, et à des doses même très modérées.

La médication antiseptique interne peut, en certains cas, nous voulons bien l'admettre, rendre quelques services. Il ne faudrait pourtant pas en abuser ; sans quoi elle finirait, par suite des surprises dangereuses qu'elle pourrait faire naître, par perdre définitivement tout droit de cité en thérapeutique.

Clermont (Oise). — Imprimerie DAIX Frères, 3, place Saint-André.

www.ingramcontent.com/pod-product-compliance
Lightning Source LLC
LaVergne TN
LVHW012018170826
845678LV00004BA/1549
* 9 7 8 2 3 2 9 6 1 8 9 5 1 *